AF503506

Te 69
209

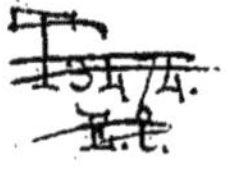

DE L'ENTRAINEMENT

DES PARTIES ANTÉRIEURES DU CORPS VITRÉ

PENDANT L'OPÉRATION

DE LA CATARACTE PAR ABAISSEMENT.

PARIS. — IMPRIMÉ PAR PLON FRÈRES

RUE DE VAUGIRARD, 36.

DE L'ENTRAINEMENT

DES PARTIES ANTÉRIEURES

DU CORPS VITRÉ

PENDANT L'OPÉRATION

DE LA CATARACTE PAR ABAISSEMENT;

MÉMOIRE

LU A L'ACADÉMIE NATIONALE DE MÉDECINE LE 18 JUILLET 1848,

PRÉSENTÉ

A LA COMMISSION DES PRIX MONTYON DE MÉDECINE ET DE CHIRURGIE
DE L'ACADÉMIE NATIONALE DES SCIENCES DE L'INSTITUT;

PAR

LUCIEN A.-H. BOYER,

Docteur et ancien chef de clinique de la Faculté de médecine de Paris,
lauréat des prix Montyon de l'Académie des sciences, année 1845;
membre de la Société de médecine pratique de Paris, de la Société des gens de lettres,
correspondant de la Société anatomique, de la Société académique de médecine de Marseille,
des Sociétés de médecine de Moulins, de Poitiers,
de la Société des sciences de Sienne, etc., etc.

BIBLIOTHÈQUE NATIONALE — R.F. — LIBERTÉ

PARIS

GERMER BAILLIÈRE, LIBRAIRE-ÉDITEUR,

RUE DE L'ÉCOLE-DE-MÉDECINE, 17.

LONDRES	**LYON**
H. BAILLIÈRE, 219, Regent Street.	SAVY, quai des Célestins, 48.
LEIPZIG	**FLORENCE**
BROCKAUS ET AVENARIUS, MICHELSEN.	RICORDI et Cie, libraires.

MONTPELLIER, CASTEL, SEVALLE.

1849

SOMMAIRE [1].

Le travail que j'ai l'honneur de soumettre à l'examen de la commission des prix Montyon de médecine et de chirurgie de l'Institut est un Mémoire théorique et expérimental sur une difficulté entrevue déjà, mais jusqu'à présent incomplétement étudiée, de l'opération de la cataracte par abaissement : l'entraînement des parties antérieures du corps vitré.

PREMIÈRE PARTIE.

EXPÉRIENCES ET ÉTUDE THÉORIQUE.

De la page 9 à la page 12 j'expose les opinions précédemment émises sur ce sujet.

De la page 12 à la page 20 je rapporte les expériences nombreuses et variées que j'ai faites sur le cadavre et sur les animaux dans le but d'étudier le

[1] Exigé par les statuts de la commission des prix Montyon.

mécanisme du déplacement du cristallin, expériences qui m'ont démontré, par la fréquence avec laquelle se produit l'entraînement des parties antérieures du corps vitré, que ce phénomène est un fait en quelque sorte normal, au lieu d'être rare et exceptionnel, comme on le supposait à tort.

De la page 20 à la page 23 j'expose les faits observés sur l'homme qui viennent à l'appui de cette opinion et qui confirment le résultat des expériences précédentes.

De la page 23 à la page 26 je décris théoriquement le mécanisme de la production de ce phénomène et les circonstances qui le favorisent.

SECONDE PARTIE.

APPLICATION, EXAMEN DES PROCÉDÉS OPÉRATOIRES.

De la page 27 à la page 34 je discute, sous le point de vue des faits étudiés dans la première partie, la valeur des différents procédés opératoires admis jusqu'à ce jour dans la pratique, et je démontre que tous sont à des degrés variables exposés à l'inconvénient signalé plus haut.

De la page 34 à la page 49 je décris le procédé que je propose pour l'éviter, ainsi que les précautions accessoires qui concourent à en favoriser le succès, et je discute la supériorité de ce procédé sur les précédents.

A la page 49 je pose les conclusions.

En résumé :

Dans ce mémoire, que j'ai cherché à rendre aussi concis que possible, quoiqu'il soit le résultat de recherches expérimentales, physiologiques et opératoires, minutieuses et prolongées, je crois avoir démontré un fait nouveau et en avoir déduit des données utiles pour la pratique d'une des opérations les plus intéressantes de la chirurgie, et c'est par ce motif que je prends la liberté de le présenter au jugement de l'Académie des sciences de l'Institut.

DE L'ENTRAINEMENT

PARTIES ANTÉRIEURES DU CORPS VITRÉ

PENDANT L'OPÉRATION

DE LA CATARACTE PAR ABAISSEMENT.

PREMIÈRE PARTIE.

EXPÉRIENCES ET ÉTUDE THÉORIQUE.

Une des principales difficultés de l'opération de la cataracte par abaissement, une des causes qui s'opposent le plus souvent au succès de la manœuvre opératoire, c'est-à-dire à un déplacement stable et permanent du cristallin, le laissant au contraire exposé à remonter, immédiatement ou plus ou moins longtemps après l'opération, derrière l'ouverture pupillaire, c'est l'entraînement des parties antérieures du corps vitré, qui, cédant à la pression exercée sur l'appareil lenticulaire, s'infléchit sur lui-même dans la cavité de l'œil, de manière à présenter momentanément à la pupille une portion de sa sphère parfaitement transparente.

Cette cause d'insuccès a été entrevue par quelques auteurs qui ont parlé du déplacement des parties antérieures du corps vitré entraînées avec l'appareil lenticulaire pour remonter bientôt avec lui, mais qui, considérant le fait comme rare et exceptionnel, ont donné à la cataracte, dans ces cas, la qualification d'élastique, et ont cherché à expliquer la production de ce phénomène par l'existence d'adhérences vicieuses entre la capsule cristalline postérieure et le corps vitré, sans en déduire aucune conséquence particulière relativement au procédé opératoire.

Nous lisons dans l'excellent Traité de chirurgie oculaire publié en 1844 par M. le docteur Ch. Deval les passages suivants, qui expriment cette opinion :

« ... Dans d'autres circonstances, des adhérences » anormales sont établies entre la face postérieure » de l'appareil lenticulaire et le corps vitré. »

Et ailleurs : « Il peut arriver que la face posté-

» rieure de la lentille soit adhérente au segment
» correspondant de la capsule, uni lui-même par
» des exsudations lymphatiques au corps vitré.....
» Quelles que soient alors vos tentatives pour arrê-
» ter l'obstacle au fond du bulbe, vous déplacez con-
» stamment la portion du corps vitré à laquelle il
» est soudé et qui, revenant à sa position naturelle
» aussitôt que vous ne pressez plus de haut en
» bas sur sa face antérieure, par l'intermédiaire
» de la lentille, ramène forcément celle-ci dans la
» pupille. La cataracte pourvue de ces conditions
» est rare ; quelques ophthalmologistes la désignent
» sous le nom de cataracte élastique. »

On voit par ces deux citations que l'auteur considère ces faits comme le résultat d'une anomalie ou d'un état morbide des annexes du cristallin. Sans nier que certains états pathologiques puissent augmenter la solidité des adhérences de ces parties et favoriser cet entraînement, d'après des expériences réitérées faites sur des yeux de cadavre et d'animaux, et d'après un certain nombre de faits attentivement observés sur l'homme, je pense que souvent il se produit pendant l'opération de la cataracte par abaissement, sans qu'il soit nécessaire qu'il y ait adhérence anormale entre le cristallin et le corps vitré, qu'il doit être fréquent même dans les conditions physiologiques, et qu'il mérite par conséquent d'être étudié d'une manière plus attentive qu'il ne l'a été jusqu'à ce jour.

Dans le but de juger de la position du cristallin, de ses rapports avec la capsule, avec le corps vitré et avec la pupille, pendant l'exécution et à la suite de l'abaissement, j'ai un grand nombre de fois pratiqué l'opération sur des yeux de cadavre d'homme ou de grands animaux, me conformant aux différents procédés indiqués par les auteurs, et plusieurs fois nous avons été surpris, après l'opération, M. Amussat et moi, de voir la lentille parfaitement enchatonée, sans aucune déchirure de la capsule, entourée comme à l'état normal du cercle radié tracé à la partie antérieure du corps vitré par le contact des procès ciliaires, mais correspondant à un point de la circonférence de l'œil plus ou moins éloigné de l'ouverture de la pupille. Il y avait eu dans ce cas rotation complète du corps vitré dans la cavité de l'œil; les adhérences du corps vitré à la face interne de la

cavité oculaire avaient perdu toute consistance,
et rien n'était plus facile que de ramener le cristallin à sa position normale en faisant tourner tout
le corps vitré avec lui. Cette première expérience
a vivement sollicité notre attention ; j'ai cherché à
la renouveler en prenant de grandes précautions
pour imprimer à l'œil le moins de mouvement
possible, soit que j'eusse posé un œil à plat sur un
corps solide, et que je l'ouvrisse en avant aussitôt
après l'opération ; soit que, l'ayant fait tenir par
un aide dans sa position normale, je pratiquasse,
immédiatement après l'abaissement, une ouverture
postérieure : et souvent nous avons pu constater
le même résultat d'une manière indubitable.

Je n'ai pas cru devoir passer ce fait sous silence ;
il m'a paru intéressant en lui-même et en ce qu'il
est l'exagération de l'entraînement des parties antérieures du corps vitré qui constitue le sujet de
ce travail, et que je crois être aujourd'hui en
droit de considérer comme très-fréquent, lorsque
l'on opère sur des yeux vivants. Il a d'ailleurs été
le point de départ de l'étude que j'ai faite de ce dernier phénomène ; nous avions cru en effet d'abord,
pendant quelque temps, que cette rotation totale

du corps vitré pouvait se produire également pendant la vie ; mais je n'ai point tardé à remarquer que les yeux sur lesquels le déplacement du corps vitré s'opérait d'une manière aussi complète étaient des yeux dont la mort remontait déjà à trente-six heures au moins, et sur lesquels conséquemment les connexions du corps vitré avec l'intérieur de la cavité oculaire pouvaient avoir déjà perdu une partie de leur solidité par suite d'un commencement d'altération cadavérique. En refaisant à dessein la même expérience sur des yeux de cadavre très-frais, ou sur des yeux d'animaux immédiatement après leur mort, je n'ai jamais pu obtenir le même résultat, ce qui tient certainement à ce que les connexions des parties sont dans ces conditions plus solides. Peut-être cependant ne serait-il pas impossible que, dans quelques circonstances exceptionnelles, le phénomène se produisît aussi sur le vivant : quoi qu'il en soit, ce sont ces premières recherches qui m'ont amené à fixer d'une manière plus spéciale mon attention sur l'entraînement des parties antérieures du corps vitré.

Si, après avoir introduit l'aiguille à travers la

sclérotique, et après avoir établi à la partie laté-
rale ou postérieure de l'œil une ouverture qui per-
mette de suivre les mouvements de l'instrument
et du cristallin, on cherche à pratiquer la dépression directe sans ouvrir les capsules, on voit aussitôt l'appareil lenticulaire obéir à l'aiguille et se
déplacer, en entraînant à sa suite la portion antérieure du corps vitré, qui s'infléchit pour permettre ce déplacement ; mais aussitôt que la pression cesse, les parties reprennent leur position
normale. L'ouverture préalable gêne toutefois
pendant cette expérience, et ne permet pas de la
faire d'une manière aussi précise que je l'eusse
désiré : le défaut de résistance qui en résulte of-
frant une issue facile au corps vitré, aussitôt que
l'on presse sur l'œil pour le maintenir ou sur le
cristallin pour le déplacer ; j'ai donc dû chercher
à étudier le phénomène sur des yeux intacts.

Cette inflexion des parties antérieures du corps
vitré, qu'il est possible de voir lorsque l'œil
est ouvert, a lieu indubitablement lorsque l'on
pratique la même expérience sur un œil intact :
on sent en effet très-distinctement, lorsque l'on
opère sur des yeux plus volumineux que ceux de

l'homme, sur des yeux de cheval et de mouton,
par exemple, un corps solide et résistant qui par
moments échappe aux tentatives de déplacement
et tourne brusquement autour de l'aiguille; et, à
l'examen ultérieur, on retrouve souvent le cristallin exactement dans ses rapports normaux, sans
déchirure de sa capsule, ce qui prouve que, dans
tous ces mouvements, ces rapports n'ont pas été
altérés. Dans ces expériences, en effet, il m'est
rarement arrivé de parvenir à crever par pression
le feuillet postérieur de la capsule du cristallin, de
manière à le faire sortir de sa loge; lorsque cela
a eu lieu, j'en ai été ordinairement averti au moment même par une sensation particulière qui,
quoique transmise à la main par l'intermédiaire
de l'instrument, offrait cependant une grande
analogie avec la sensation qui résulte de l'écrase-
ment d'un de ces kystes désignés sous le nom de
ganglions. Jamais il ne m'est arrivé dans ces es-
sais d'arracher en totalité l'appareil lenticulaire,
cristallin et capsule tout à la fois, de manière à
opérer ce que l'on a appelé la dépression en
masse.

Il résulte de ce qui précède que cette inflexion

momentanée de la partie antérieure du corps vitré est le résultat ordinaire de l'expérience, lorsque l'on opère sans inciser ou déchirer la capsule préalablement; mais il est impossible de fixer les parties d'une manière stable dans la position où elles se trouvent au moment de cette inflexion; jamais, en ouvrant les yeux après l'expérience, il ne m'a été possible de constater la permanence de cette disposition, qui est de sa nature essentiellement fugitive; on observe alors très-exactement les phénomènes qui ont été considérés comme caractéristiques de la cataracte élastique.

En pratiquant pendant la vie l'abaissement sur des yeux de grands animaux, comme le cheval ou même encore le mouton, il est possible, sans qu'il y ait de cataracte, de reconnaître, à travers l'ouverture pupillaire, les mouvements du cristallin, qui contracte, sous la pression de l'aiguille, une teinte légèrement opaline qui permet d'en distinguer la circonférence, lorsque, dans les différents mouvements qui lui sont communiqués, il s'éloigne et se rapproche alternativement de l'ouverture pupillaire. Or cette expérience faite sur les animaux vivants vient corroborer le résultat des expériences faites après la mort sur les yeux des animaux de même espèce. J'ai pu très-fréquemment voir alternativement cet éloignement momentané et ce retour immédiat à sa position normale du cristallin. Ce phénomène est si fréquent qu'il me paraît impossible de l'attribuer à des connexions anormales du cristallin avec sa capsule et le corps vitré. Il est effectivement constant toutes les fois que l'on tente de déplacer le cristallin sans avoir préalablement divisé la capsule, à moins que l'on ne parvienne à la crever par une forte pression.

Il est vrai qu'en ouvrant les yeux après avoir sacrifié les animaux opérés de cette manière, je n'ai jamais retrouvé ce déplacement partiel du corps vitré; mais ce fait ne me paraît pas infirmer ce que j'ai avancé de ce déplacement. J'ai déjà dit en effet qu'il ne subsiste même pas sur les yeux privés de la vie avant l'opération; à plus forte raison, doit-il en être de même sur les animaux vivants. Les mouvements qu'il est impossible d'empêcher, les clignements des paupières, la compression du globe par les agents musculaires qui l'entourent, les convulsions d'une violente agonie, sont autant de causes qui se réunissent pour le faire disparaître. Il en résulte qu'après ces expériences on constate le plus souvent qu'il n'y a aucun déplacement de l'appareil lenticulaire. Rarement, ainsi que je l'ai déjà dit, la capsule s'étant déchirée, j'ai trouvé le cristallin sorti en partie ou en totalité. On conçoit que, dans cette dernière hypothèse, les causes qui s'opposent à la permanence du déplacement des parties anté-rieures du corps vitré ne peuvent point faire dis-paraître le déplacement isolé du cristallin, qui ne peut plus rentrer dans sa capsule, comme l'a fait très-judicieusement remarquer M. Malgaigne, lorsque les deux feuillets qui la composent se sont rapprochés l'un de l'autre après son expulsion.

Cet ordre d'expérience est, comme l'on voit, exactement comparable à l'opération désignée sous le nom de dépression en masse, et peut faire prévoir les résultats probables de ce procédé : je sais que les auteurs ne le conseillent plus que pour certains cas particuliers et qu'ils recommandent généralement d'ouvrir la capsule avant de cher-cher à déprimer le cristallin, afin de faciliter son déplacement. L'intention est bonne assurément, mais les moyens d'exécution ne répondent pas entièrement au but que l'on se propose; en effet, en expérimentant successivement les différents procédés qui ont été tracés, j'ai constaté que souvent l'on ne parvient pas à inciser cette capsule d'une manière convenable pour qu'elle puisse offrir au cristallin une issue facile, et je suis souvent encore arrivé à des résultats analogues à ceux que j'ai signalés plus haut.

Parmi les phénomènes que l'on observe dans l'opération véritable de la cataracte pratiquée sur l'homme, il en est d'évidemment conformes à ceux que j'ai signalés comme résultats de l'expérimentation, qui se présentent assez souvent, et qui se rapportent certainement, selon moi, au déplacement partiel du corps vitré entraîné simultanément avec l'appareil du cristallin.

Bien que la capsule ne soit pas toujours opaque dans la cataracte, presque toujours, lorsque l'opération a fait sortir la lentille de son enveloppe, il en subsiste dans le champ de la pupille des lambeaux reconnaissables à une teinte légèrement opaline, et qui, s'ils ne troublent pas très-sensiblement la diaphanéité de la pupille, sont cependant appréciables pour un opérateur exercé. Or, lorsque, dans l'opération, l'aiguille pressant directement de haut en bas, on aperçoit le bord supérieur du cristallin descendre verticalement, et immédiatement au-dessus de lui se dessiner un croissant d'un noir parfaitement pur, d'abord trèsétroit, puis de plus en plus large, et enfin une pupille entière nette et diaphane sans aucun nuage, il y a lieu de craindre que le cristallin ne soit pas sorti de sa capsule et que les parties antérieures du corps vitré n'aient été entraînées avec lui à décrire un mouvement de rotation plus ou moins étendu dans la cavité du bulbe, et cette supposition acquiert un degré de probabilité qui approche de la certitude, si, à mesure que l'on relève l'aiguille, on voit le phénomène se produire en sens inverse, c'est-à-dire si le cristallin remonte régulièrement pour reprendre exactement sa première position; or ces exemples-là ne sont pas rares dans la pratique. Quelquefois la réascension du cristallin ne se fait pas immédiatement, survient seulement dans la soirée ou le lendemain du jour de l'opération, et vient décevoir ainsi toutes les espérances alors que le résultat avait paru des plus satisfaisants immédiatement après l'entier achèvement de l'opération.

Dans des cas plus heureux, peut-il se faire que les parties contractent de nouvelles adhérences et restent indéfiniment dans la nouvelle position où elles ont été placées ? Je n'oserais affirmer que cela fût absolument impossible, et peut-être les choses se sont-elles passées ainsi chez quelques malades, opérés par moi-même il y a plusieurs années, et dont l'opération, avant que je n'eusse fixé mon attention sur le phénomène qui fait le sujet de ce travail, m'avait frappé par une simplicité exceptionnelle. Dès les premières pressions exercées sur la lentille, le champ de la pupille était devenu parfaitement transparent ; le cristallin, abaissé au-dessous du bord inférieur de l'ouverture, s'y étant maintenu, l'aiguille avait été retirée immédiatement. La vision dans ces cas a été rétablie ; ayant depuis longtemps perdu ces malades de vue, je ne saurais dire dans quel état ils se trouvent actuellement, mais on sait que l'absorption du cristallin, assez lente sur les adultes lors même qu'il est entièrement sorti de la capsule, est presque nulle lorsque celle-ci n'est pas ouverte ; ne doit-on pas craindre que, dans le cas que je signale, il ne conserve sa forme et son volume, et que, résistant à l'absorption pendant un temps indéterminé, il ne puisse bien longtemps, dans les grandes dilatations de la pupille, anticiper sur la partie inférieure de l'ouverture, et s'opposer encore à la perception distincte des rayons lumineux partis des objets élevés?

J'ai indiqué l'ensemble des faits tirés de l'observation sur l'homme et de l'expérimentation sur le cadavre et les animaux sur lesquels je me fonde pour considérer l'entraînement des parties antérieures du corps vitré comme un fait réel, fréquent pendant l'opération de la cataracte par abaissement et le plus souvent indépendant de tout état pathologique particulier. Telle est, selon moi, dans le plus grand nombre de cas, la cause de la réascension du cristallin, de ce phénomène si commun qui préoccupe à un si haut degré l'attention de tous les opérateurs, qui constitue un des reproches les plus graves adressés à la méthode de l'abaissement, mais qui jusqu'à ce jour n'avait pas été suffisamment étudié dans le mécanisme de sa production. Il est facile de concevoir que l'entraînement des parties antérieures du corps vitré

constitue un empêchement sérieux pour le succès
de l'opération par la difficulté de fixer le cristallin
opaque en dehors de l'axe visuel et par l'obstacle que la capsule demeurée intacte oppose à son
absorption moléculaire. Il est donc important
d'examiner avec quelque détail la théorie de sa
production, les circonstances qui peuvent le favoriser et les moyens que l'on pourrait employer
pour le prévenir.

Le corps vitré et le cristallin réunis constituent
une sphère régulière, sauf le petit segment sura-
jouté formé par la convexité antérieure de la lentille, dont nous pouvons ici nous dispenser de tenir compte. Exactement enfermé dans une sphère
creuse parfaitement lisse à l'intérieur, ses connexions avec les parois de cette cavité sont tout
ce qu'il y a de plus délicat dans l'organisme vivant. Le corps vitré est formé d'une trame cellu-
leuse et d'un fluide gélatiniforme constituant ensemble une masse fort peu consistante et qui se
laisse très-facilement traverser en tous sens par un
instrument delié. Mais antérieurement il adhère à
la capsule exactement remplie par un corps plus
dur et plus consistant, le cristallin, qui peut lui

transmettre par une large surface les mouvements
qui lui sont communiqués à lui-même. Or cette
transmission est d'autant plus complète que les
connexions du cristallin sont elles - mêmes plus
intactes ; elle est d'autant plus efficace que l'effort
s'éloigne plus de la direction exacte du rayon de
la sphère. Si une ouverture suffisamment large
a été faite à la capsule, le cristallin pourra la franchir sans peine et sans exercer sur la capsule
aucune traction, conséquemment sans entraîner le
corps vitré dans son mouvement ; si au contraire
cette ouverture est étroite, il ne pourra la traverser que sous l'influence d'une pression plus éner-
gique qui se communiquera au sac et au corps
vitré qui lui adhère. D'autre part, si l'effort de
déplacement a lieu exactement dans la direction
du rayon, c'est-à-dire s'il tend à ramener directement le cristallin vers le centre de la sphère,
celle-ci, n'étant sollicitée à s'incliner dans aucun
sens, restera en équilibre et immobile ; si au contraire cet effort agit plus ou moins obliquement
relativement à l'extrémité du rayon, le corps vitré
tendra à éprouver une déviation proportionnelle
à cette obliquité, et la somme effective du mou-

vement réel d'inclinaison transmis aux parties antérieures du corps vitré sera la résultante des trois données qui suivent : 1° La force de pression exercée par le cristallin sur la capsule et le corps vitré; 2° l'obliquité plus ou moins prononcée de cette pression relativement au rayon de la sphère; 3° la résistance opposée par les adhérences du corps vitré avec la paroi interne de la cavité oculaire et par l'élasticité du corps vitré lui-même.

SECONDE PARTIE.

APPLICATION, ET EXAMEN DES PROCÉDÉS OPÉRATOIRES.

———

Faisant application des principes exposés dans la première partie de ce mémoire aux différents procédés d'abaissement de la cataracte recommandés par les auteurs, nous devons remarquer d'abord que la résistance que les adhérences et l'élasticité du corps vitré peuvent opposer à son déplacement, reste toujours la même, ou du moins qu'il ne nous est donné de la modifier par aucun moyen : les deux autres conditions du problème sont donc seules susceptibles d'un examen comparatif par rapport aux différents procédés opératoires.

Plusieurs auteurs se proposent de déterminer un abaissement direct, en pressant sur le bord supérieur du cristallin et sans avoir ouvert préalablement la capsule. Ce procédé, plus qu'aucun autre, expose à l'inconvénient que j'ai signalé, et cela se conçoit facilement, toutes les connexions de l'appareil lenticulaire avec le corps vitré étant conservées, et de plus la force de pression agissant à angle droit à l'extrémité du rayon. Je ne pense pas que cette assertion ait besoin d'une démonstration plus étendue.

D'autres préfèrent la réclinaison, c'est-à-dire qu'après avoir cherché à ouvrir la capsule en avant et après avoir amené l'aiguille vers la moitié supérieure de la face antérieure du cristallin, ils pressent sur cette partie directement d'avant en arrière pour coucher le cristallin à plat, en le faisant pour ainsi dire tourner sur son diamètre transversal, de façon à ce que sa face antérieure devienne supérieure, et sa face postérieure inférieure, son bord inférieur étant dirigé en avant et son bord supérieur en arrière, et dépriment ensuite directement en bas comme dans le procédé précédent.

Ce procédé a cet avantage assurément, que le cristallin, ayant la forme lenticulaire, et étant couché à plat lorsque l'opération réussit, se trouve alors plus éloigné du bord inférieur de l'ouverture

de la pupille. La déchirure que l'on pratique antérieurement à la capsule a pour but principal de
faciliter le mouvement de rotation du cristallin sur
son axe transversal, mais cette réclinaison ne
constitue que le premier temps de l'opération, elle
doit être suivie d'un abaissement direct qui offre
encore, ce me semble, en grande partie le même
inconvénient que l'abaissement simple. N'est-il pas
à craindre aussi que quelquefois le cristallin ainsi
récliné, correspondant par son bord tranchant à
l'ouverture faite en avant à la capsule, ne s'échappe
par cette voie pendant l'opération, et ne vienne
tomber dans la chambre antérieure, accident qui,
comme on le sait, est ordinairement le point de
départ de conséquences fâcheuses, et qui nécessite
l'extraction immédiate par la cornée, lorsque l'on
ne peut parvenir à faire repasser le cristallin d'avant en arrière à travers l'ouverture de la pupille.

Il est des chirurgiens qui, tout en pratiquant
un abaissement direct, y ajoutent cependant une
précaution importante qui consiste, d'une part,
à creuser d'avance en quelque sorte à la partie
inférieure du corps vitré une excavation destinée
à recevoir le cristallin, et, d'autre part, à ouvrir

aussi largement que possible la partie inférieure de la capsule; par ce moyen la lentille glisse plus facilement à travers cette ouverture, sous l'influence d'une pression légère, et trouve ensuite dans le corps vitré une place toute disposée pour la recevoir. Les inconvénients de l'entraînement du corps vitré se trouvent par ce procédé évités en partie, de sorte qu'il me paraît déjà préférable à ceux que j'ai précédemment indiqués.

Un autre procédé, qui a reçu le nom de réclinaison en masse, procédé distinct de la réclinaison simple dont j'ai parlé plus haut, consiste à saisir l'appareil lenticulaire par la face antérieure, un peu au-dessus de sa partie moyenne, puis par une sorte de mouvement de bascule et sans ouvrir le sac d'enveloppe du cristallin à entraîner tout ensemble cristallin et capsule, de façon à venir les coucher contre la paroi de la cavité oculaire dans le point qui correspond à l'intervalle des muscles droits externe et inférieur; une particularité propre à ce procédé rend la tendance au déplacement du corps vitré moins prononcée que dans l'abaissement direct. Je veux parler de la direction suivant laquelle agit la pression; ce n'est plus ici en effet

suivant un angle droit que cette force est appli-
quée à l'extrémité du rayon, mais bien suivant
une direction assez fortement oblique et par conséquent beaucoup moins propice au déplacement
qu'une dépression directe. Cependant en ne détruisant pas les adhérences du cristallin avec le
corps vitré, on expose encore celui-ci à être entraîné dans le mouvement communiqué par l'aiguille à la lentille. On a vu en effet que jamais,
dans mes expériences, il ne m'avait été possible
de les séparer par ce procédé. On a voulu corriger
cet inconvénient en détruisant circulairement avec
l'aiguille les adhérences de la périphérie de la
capsule avec le corps vitré, avant de chercher à
opérer le déplacement; mais cette manœuvre
est difficile et d'un succès peu assuré, ainsi que
Scarpa le fait remarquer lui-même.

L'illustre professeur de Pavie, le premier, je
crois, a posé en principe général, qu'au point où
on est arrivé de la science, l'expression de dépression ne peut plus s'entendre d'un mouvement
d'abaissement direct, mais doit indiquer toujours
un mouvement composé qui porte le cristallin en
bas, en arrière et en dehors dans le corps vitré.

Son procédé consistait à déchirer largement la capsule antérieure, non pas tant dans le but de favoriser le déplacement du cristallin, que pour éloigner une membrane opaque dans quelques cas avant l'opération, susceptible toujours de le devenir après, par suite de l'irritation que l'opération lui fait subir, et capable de constituer plus tard une cataracte consécutive. Pour cela, il l'accrochait à sa partie supérieure avec la pointe d'une aiguille recourbée et l'attirait en bas, puis il pressait sur la face antérieure du cristallin, de façon à le déplacer dans le sens indiqué. Ce procédé, qu'il avait adopté d'une manière exclusive, avait dans ses mains habiles des succès dont le retentissement ramena vers l'abaissement la confiance et la vogue dont l'extraction jouissait à cette époque d'une manière à peu près absolue.

M. Malgaigne, se fondant sur le peu d'inconvénient qu'il y aurait, selon lui, contrairement à l'opinion de Scarpa (nous reviendrons sur ce point) à laisser la capsule en place si elle était transparente, et sur la facilité avec laquelle on pourrait la dilacérer à la fin de l'opération, si elle se trouvait opaque, propose, après avoir fait pénétrer l'ai-

guille dans la partie postérieure et inférieure du
cristallin, d'ouvrir le feuillet postérieur de la capsule ; de ramener ensuite l'aiguille en avant en
contournant le bord supérieur du cristallin, et de
déprimer enfin celui-ci obliquement et suivant la
même inclinaison que dans le procédé de Scarpa.

Ce procédé offre, il est vrai, quelques difficultés
d'exécution qui s'opposeront peut-être à ce qu'il
soit généralement adopté, quoiqu'elles ne me paraissent pas de nature à devoir arrêter un opérateur
exercé. On conçoit en effet ce qu'il y a de délicat
à agir sur la capsule postérieure, masquée par
toute l'épaisseur de la cataracte : le temps de l'o-
pération qui consiste à faire repasser l'aiguille de
la partie postérieure du cristallin à la partie antérieure, en contournant son bord supérieur, exige
aussi quelque dextérité pour ne point exposer à
léser quelquefois les procès ciliaires ou l'iris. Mais
cette manière de faire me paraît être celle qui se
rapproche le plus des conditions que je considère
comme le plus favorables au déplacement isolé du
cristallin. En effet, l'ouverture de la capsule doit
être suffisante pour lui donner une issue facile.
Elle est mieux placée pour lui permettre de sortir

suivant un trajet qui le conduise directement au point de la cavité du bulbe qu'il doit occuper; et ce trajet lui-même faisant avec le diamètre de l'œil un angle plus aigu, l'effort de déviation imprimé au corps vitré est moindre que dans les autres procédés. Cependant le parallélisme entre le diamètre de l'œil et la direction du déplacement communiqué à la lentille, circonstance à laquelle je crois devoir attacher de l'importance, n'est point encore entièrement observé; et tout en adoptant les traits généraux de ce procédé, je me permettrais de proposer aussi quelques modifications.

Avant d'aller plus loin, je dois revenir sur le dissentiment que j'ai signalé plus haut, entre l'opinion de Scarpa et celle de M. Malgaigne, sur la probabilité de la production de la cataracte capsulaire consécutive; Scarpa, considérant l'opacité de la capsule cristalline antérieure comme un résultat très-fréquent de l'opération de la cataracte par abaissement, et voulant se prémunir contre cette éventualité en déplaçant cette membrane pendant l'opération, bien qu'elle puisse être encore diaphane; M. Malgaigne, au contraire, arguant du peu d'inconvénient qu'il y a dans l'extraction à laisser la capsule en place si elle est diaphane, et proposant de la respecter dans ce cas pendant l'abaissement et de ne la dilacérer que si elle est opaque au moment de l'opération. Je ferai remarquer qu'il n'y a pas similitude complète entre l'influence que peut avoir sur la diaphanéité de la capsule l'opération de la cataracte par abaissement ou par extraction. Dans celle-ci, en effet, on ne fait à la capsule qu'une simple incision linéaire dont les lèvres s'écartent sous l'influence d'une pression exercée légèrement sur la surface extérieure du globe de l'œil protégé encore par l'épaisseur de la paupière, pour faire sortir le cristallin ; dans celle-là, au contraire, la capsule est en contact prolongé avec l'aiguille qui presse immédiatement sur elle, pendant presque toute la durée de l'opération, pour déplacer la lentille. Il me paraît indubitable que ce procédé opératoire doit, beaucoup plus que l'autre, disposer la capsule à perdre consécutivement sa transparence. Je crois donc qu'il y a lieu d'associer à l'opération de M. Malgaigne, soit en commençant, soit en finissant, le temps de l'opération de Scarpa qui consiste à déchirer et à abaisser le voile que la capsule cristalline forme déjà ou formera plus tard, suivant toute probabilité, derrière la pupille.

L'ouverture de la capsule en avant offre encore un autre avantage, c'est de donner à l'humeur aqueuse accès dans la cavité qui loge le cristallin, et de lui permettre d'exercer son action dissolvante sur les résidus opaques qui pourraient encore s'opposer au succès de l'opération. On sait avec quelle rapidité se dissolvent et disparaissent les fragments du cristallin jetés par le broiement dans la chambre antérieure, lorsqu'ils ne sont pas assez volumineux pour déterminer une inflammation. Cette force est telle chez les jeunes sujets, que plusieurs opérateurs ont conseillé, notamment pour la cataracte congéniale des nouveau-nés, de se contenter d'ouvrir la capsule et d'abandonner le cristallin à l'action dissolvante de l'humeur aqueuse et à l'absorption. Il est donc important de se ménager cet auxiliaire pour les cas où le cristallin, mou ou friable, se laisse traverser par l'aiguille au lieu d'obéir à la pression, ou pour ceux dans lesquels quelques fragments, séparés de la masse principale déplacée, resteraient enfermés dans la capsule.

Le choix de l'instrument destiné à l'opération n'est pas une chose indifférente, et l'on sait que l'aiguille a été modifiée d'une foule de façons par les différents auteurs. Scarpa en particulier lui a imprimé cette forme courbée sur le plat qu'on lui donne généralement aujourd'hui, dans le but de pouvoir accrocher plus facilement et arracher de haut en bas la capsule cristalline antérieure, ce qui constitue, comme nous l'avons vu, un temps si important de son opération. Pour l'exécution du procédé que propose M. Malgaigne, cette incurvation me paraît inutile ou même fâcheuse; en effet, ne devant déchirer la capsule qu'exceptionnellement et après le déplacement du cristallin, une aiguille plate doit suffire, tandis que cette forme recourbée expose peut-être plus au danger de harponner soit le cristallin, soit les procès ciliaires, soit l'iris, dans le mouvement de circumduction qui ramène l'instrument d'arrière en avant. Une modification plus importante me paraît être celle qui continuerait le tranchant de l'aiguille sur la partie en retraite qui se porte du point le plus large du fer de lance terminal jusqu'à la tige, au lieu de laisser cette partie de l'instrument émoussée, comme on le fait généralement : cette prolongation du tranchant favoriserait l'incision de la capsule postérieure, et conséquemment le déplacement du cristallin. Et, si l'on ne voulait pas renoncer au léger avantage qui résulte pour l'arrachement de la capsule antérieure de la courbure de l'aiguille de Scarpa, avantage qui me paraît dans ce procédé compensé par l'inconvénient que j'ai signalé, j'insisterais encore pour que le tranchant de l'aiguille se prolongeât sur toute l'étendue des bords latéraux du fer de lance. C'est une aiguille plate ainsi confectionnée que je crois devoir employer pour l'opération telle que je vais la décrire.

Le caractère propre de ce procédé consiste, après avoir ouvert la capsule postérieure suivant le procédé de M. Malgaigne, à repousser le cristallin d'abord directement d'avant en arrière jusqu'à ce qu'il soit arrivé au centre du corps vitré ; à le récliner alors seulement pour l'abaisser ensuite, soit directement, soit en bas et en dehors, lui faisant suivre ainsi, pour l'amener au point où on cherche généralement à le placer, non point une ligne droite oblique relativement à l'axe de l'œil, mais une ligne brisée formée de deux parties réunies à angle droit au centre de l'œil et suivant toujours la direction exacte d'un rayon, d'abord pour se rapprocher, puis pour s'éloigner du centre du corps vitré, afin que celui-ci soit toujours, autant que possible, retenu en équilibre, ne soit en aucun moment sollicité à se mouvoir, et conserve par conséquent plus sûrement sa position normale.

En voici le détail : l'aiguille que j'ai décrite tenue dans la position ordinaire, c'est-à-dire une face supérieure et une inférieure, un bord en avant et l'autre en arrière, je l'enfonce rapidement à travers la sclérotique, à deux ou trois millimètres de la cornée et vers le milieu de la hauteur verticale de l'œil, en dirigeant la pointe obliquement en arrière de façon à la faire pénétrer dans le corps vitré. Alors j'incise la capsule postérieure comme le fait M. Malgaigne, mais dans sa plus grande largeur, suivant la direction du diamètre transversal lui-même et non pas au-dessous. Cette incision, qui se fait avec le tranchant antérieur, si l'instrument a pénétré effectivement dans le corps vitré, pourrait se faire avec le tranchant postérieur du fer de lance, s'il avait pénétré dans l'appareil lenticulaire. On peut, pour plus de sûreté, associer alternativement ces deux mouvements, et c'est pour ce temps de l'opération qu'il est utile que le tranchant de l'aiguille soit très-aiguisé près de la tige; car il est plus facile d'inciser en retirant l'instrument en arrière vers son talon qu'en le poussant en avant vers sa pointe. Au moment où l'on presse d'arrière en avant sur la capsule postérieure pour l'inciser, on voit le cristallin repoussé un peu en avant vers la pupille, mais il n'y a point à cela d'inconvénient, la capsule antérieure étant encore intacte, surtout si l'on agit avec ménagement. Cette incision étant faite, j'imprime au manche de l'aiguille le mouvement de rotation sur son axe qui doit ramener une face en avant et l'autre en arrière, un bord en haut et l'autre en bas, et je lui fais exécuter autour du point d'introduction comme centre le mouvement de circumduction, enseigné par M. Malgaigne, qui doit lui faire contourner le bord supérieur de la lentille et amener le fer de lance derrière l'ouverture de la pupille en devant la face antérieure de la cataracte. Si l'on se ser-

vait d'une aiguille courbe sur le plat, sa conca-
vité pendant ce temps de l'opération devrait toujours être dirigée du côté du cristallin, afin d'é-
viter plus sûrement de blesser les procès ciliaires
et l'iris. Arrivé à ce point, on peut à peu près in-
différemment, je crois, exécuter immédiatement
le temps de l'opération de Scarpa qui consiste à
déchirer et déplacer la capsule antérieure, ou
ajourner cette dilacération après le déplacement
du cristallin. Si celui-ci est solide, on peut sans
difficulté, dans l'un et l'autre cas, lui faire franchir
l'ouverture de la capsule postérieure ; mais, s'il est
mou, il y aurait peut-être avantage à n'avoir
point ouvert la capsule antérieure avant de chercher à le déplacer. En effet, la pression exercée
sur ce feuillet intact exprime en quelque sorte la
pulpe contenue dans le sac qu'il contribue à for-
mer, et la fait passer comme à la filière par l'ouverture postérieure ; tandis que, si la capsule est
ouverte en avant, l'aiguille, agissant sans intermédiaire sur une substance sans consistance, la
divise et la traverse sans rien déplacer. Néan-
moins comme l'opération convertie, dans ce cas,
en une opération par broiement, réussit ordinai-

rement, quoique plus lentement, il est vrai, par la dissolution des fragments de la cataracte dans l'humeur aqueuse et par leur absorption graduelle, je ne vois pas de raison pour condamner cette manière de faire. Si l'on déplace le cristallin sans avoir au préalable déchiré la capsule antérieure, on doit toujours mettre à profit les sages considérations de Scarpa sur la formation probable de la cataracte capsulaire consécutive, et terminer l'opération en déchirant la capsule, et, si l'on ne peut abaisser d'une seule pièce le voile qu'elle forme, en disséminant ses lambeaux dans toutes les directions.

Pour déplacer le cristallin en totalité lorsqu'il est solide, je presse exactement d'avant en arrière sur sa partie moyenne, en ramenant l'extrémité du manche de l'aiguille en avant, et avec le soin de ne point l'élever ou l'abaisser, de façon à repousser le cristallin directement vers le centre de l'œil. Par cette manœuvre il est refoulé vers la boutonnière faite en arrière à la capsule, écarte ses lèvres, la franchit et passe dans le corps vitré. Lorsque ce premier temps du déplacement est opéré, tout en tenant le fer de lance toujours ap-

pliqué sur la lentille, je fais de nouveau exécuter
à l'instrument un mouvement de rotation qui en
ramène une face en haut et l'autre en bas, et dans
ce mouvement j'opère la réclinaison ; alors seulement, en élevant le manche de l'instrument, je
déprime le cristallin et l'applique à plat contre la
paroi interne de l'œil, directement sur le muscle
droit inférieur ou vers l'intervalle qui le sépare
du muscle droit externe. C'est alors qu'il con-
vient, si on ne l'a fait plus tôt, de revenir déplacer la capsule antérieure déchirée, avant de
retirer l'instrument. Pour ce dernier temps de
l'opération, il faut ramener le fer de lance de
l'aiguille derrière l'ouverture de la pupille. On
voit alors si le cristallin sur lequel l'aiguille cesse
de presser conserve la position dans laquelle on
l'a placé. Dans ce cas il suffit de retirer l'aiguille
en suivant la direction qu'on lui avait donnée
pour l'introduction. Dans le cas contraire, il faut
de nouveau chercher à repousser le cristallin dans
le corps vitré, conformément aux règles que j'ai
indiquées.

S'il éprouvait quelque difficulté à franchir l'ouverture faite à la capsule postérieure, on pourrait

retirer légèrement à soi le manche de l'instrument, puis en enfonçant de nouveau la pointe, la plonger à dessein dans l'épaisseur du cristallin ; alors, en imprimant à la tige un mouvement de rotation sur son axe tout en portant le manche en avant et le fer de lance en arrière, le cristallin serait entraîné par le même mouvement, tournerait sur lui-même et se présenterait à l'ouverture de la capsule par un de ses bords, en exerçant sur elle l'effort nécessaire pour en écarter les lèvres et pour la franchir. L'opération serait terminée, comme il a été dit plus haut, seulement il serait peut-être un peu difficile quelquefois de dégager du cristallin la pointe de l'instrument, pour venir après coup déchirer la capsule si elle ne l'était encore, et pour constater la stabilité du déplacement, en représentant l'aiguille derrière l'ouverture de la pupille avant de la retirer.

J'ajouterai quelques mots relativement à l'emploi de l'extrait de belladone. On conseille généralement de n'en faire usage qu'avec réserve, dans la crainte qu'une trop grande dilatation de la pupille ne favorise la chute du cristallin dans la chambre antérieure. En effet, dans les procédés ordinaires, l'intégrité de la capsule postérieure qui résiste, le défaut de résistance au contraire de la capsule antérieure déchirée, et en outre la direction oblique en bas de l'effort de déplacement exercé par l'aiguille sur la partie supérieure du cristallin, sont trois circonstances qui tendent à faire sortir celui-ci de la capsule par la partie antérieure et inférieure, et l'on conçoit que si la pupille est largement ouverte, il puisse facilement franchir cette ouverture.

Dans le procédé que je propose, au contraire, tout concourt à l'en éloigner, l'ouverture de la capsule postérieure, l'intégrité du feuillet antérieur et la direction de l'effort de déplacement. Si l'on avait cru devoir déchirer la capsule antérieure avant de déplacer le cristallin, l'ouverture de la capsule en arrière et la direction du déplacement constitueraient encore deux conditions suffisantes pour empêcher, dans tous les cas, le cristallin de se porter en avant. On peut donc sans inconvénient profiter de toute la facilité que peut offrir pour l'opération une large dilatation de la pupille.

Dans cet état, non-seulement l'on peut mieux suivre et diriger le déplacement du cristallin,

écarter les fragments de la lentille ou de la capsule qui pourraient mettre obstacle au succès de
l'opération, mais surtout on peut beaucoup plus
sûrement éviter le contact de l'iris pendant les
différents temps de l'opération, et conséquemment
éloigner les chances de production de cette iritis
traumatique qui constitue un des accidents les
plus graves en ophthalmologie.

Je conseille donc de pratiquer l'instillation non
pas quelques instants seulement avant l'opération,
en se hâtant, comme on le fait généralement,
d'opérer aussitôt que la pupille présente une dilatation moyenne, mais plusieurs heures avant ou
même la veille, de manière à ce que la pupille se
trouve, au moment d'agir, aussi largement dilatée
que possible. Cette précaution, toute minime
qu'elle puisse paraître au premier abord, n'est
cependant pas sans importance, et la possibilité
de la mettre en sa faveur sans s'exposer, par une
fâcheuse compensation, au danger de précipiter
le cristallin dans la chambre antérieure, me paraît
constituer aussi un avantage réel du procédé que
je viens de décrire.

J'ai souvent expérimenté ce procédé sur des

yeux d'animaux et sur des yeux de cadavre cataractés artificiellement, et j'ai réussi incomparablement plus souvent que par aucun autre à précipiter d'une manière stable le cristallin dans le corps vitré, loin de l'ouverture pupillaire. Je l'ai aussi employé avec succès dans des opérations réelles, et pour moi il a déjà la sanction de l'expérience.

Si quelques circonstances exigeaient que l'opération fût terminée par le broiement du cristallin, il n'y aurait aucun inconvénient à l'avoir commencée conformément aux préceptes que j'ai établis; le tranchant aiguisé du talon de l'aiguille offrirait aussi plus de facilité pour réduire le cristallin en fragments, et l'ouverture postérieure de la capsule faciliterait également la dissémination de ceux-ci et l'absorption de ceux d'entre eux qui pourraient rester retenus dans les capsules déchirées. En effet, bien que la dépression de la cataracte soit depuis longtemps une des opérations classiques de la chirurgie, elle est encore pour beaucoup d'opérateurs irrégulière dans les détails de sa manœuvre, et souvent aussi elle offre dans son exécution des éventualités imprévues qui en empêchant le chirurgien de la terminer exactement comme il se l'était proposé, le forcent à changer de détermination pendant l'opération elle-même.

La diversité de consistance du cristallin est une des principales parmi les causes de ces difficultés; malgré tous les soins qu'ont mis les auteurs à rechercher les signes des cataractes dures et des cataractes molles, il n'est pas toujours possible d'établir à cet égard un diagnostic préalable exact. Si, en se conformant aux procédés ordinaires et croyant avoir affaire à une cataracte dure, on ouvre la capsule antérieure, et qu'il se trouve une cataracte molle, l'aiguille la traverse en tout sens sans éprouver de résistance et sans rien déplacer. Si l'on a diagnostiqué à tort une cataracte molle, en cherchant à récliner en masse, comme quelques auteurs le conseillent dans ce cas, et sans ouvrir la capsule, on se prive des avantages qui résultent, pour l'abaissement d'un cristallin solide, de la déchirure préalable de ses membranes. D'autres circonstances encore peuvent entraver l'opération; c'est au chirurgien à apprécier les obstacles et à trouver, dans son expérience, dans son inspiration et dans sa dextérité, le moyen de les vaincre souvent par l'association des préceptes de plusieurs méthodes. Sans entrer ici dans la discussion de la valeur relative de l'abaissement et de l'extraction, je crois avoir indiqué d'une façon plus précise que cela n'avait été fait jusqu'à ce jour, une des causes qui le plus fréquemment peut-être s'opposent à l'exécution régulière de l'opération de la cataracte par abaissement, et les données que j'en ai déduites me paraissent devoir concourir à favoriser le succès d'une des opérations les plus intéressantes de la chirurgie.

Comme conclusions de ce mémoire, d'après les faits que j'ai rapportés et la discussion à laquelle je les ai soumis, je crois pouvoir émettre les cinq propositions suivantes :

1° La réascension du cristallin à la suite de l'abaissement de la cataracte n'est point un accident fortuit, elle est le plus souvent le résultat d'une opération irrégulièrement exécutée.

2° Elle est déterminée, dans la majorité des cas,

par l'élasticité du corps vitré, dont les parties antérieures ont été entraînées avec le cristallin lui-même.

3° Cet entraînement des parties antérieures du corps vitré n'est point le résultat d'un état pathologique particulier, mais un fait en quelque sorte normal et physiologique.

4° Il est dû à l'insuffisance ou à la mauvaise position de l'ouverture de la capsule cristalline, à la direction verticale ou oblique imprimée au déplacement du cristallin et à la transmission de mouvement qui en résulte naturellement.

5° Le meilleur moyen de l'éviter, et avec lui la réascension du cristallin qui en est la conséquence, c'est d'ouvrir largement la capsule postérieure et de déplacer le cristallin d'abord d'avant en arrière, puis de haut en bas, suivant la direction exacte de deux rayons réunis à angle droit au centre de l'œil.

FIN.

www.ingramcontent.com/pod-product-compliance
Ingram Content Group UK Ltd.
Pitfield, Milton Keynes, MK11 3LW, UK
UKHW021000220726
13924UKWH00002B/814